*Pour Bethsabée, Elie, Yéochéva,
petits as de la diététique, pour lesquels
chaque repas est une fête.
F.R.-F.*

Conception et réalisation :
Laurence Moinot

Conforme à la loi n° 49-956 du 16 juillet 1949
sur les publications destinées à la jeunesse
© Éditions Nathan/ VUEF 2002
N° d'éditeur : 10107236
ISBN : 2-09-202182-6
Dépôt légal : septembre 2003

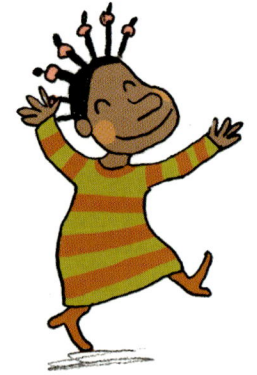
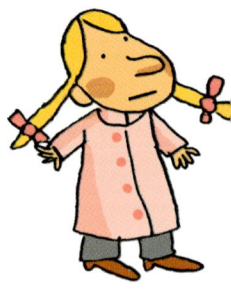

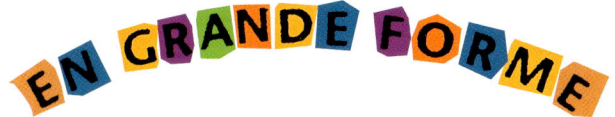

L'ALIMENTATION

Dr. Françoise Rastoin-Faugeron
Illustrations :
Benjamin Chaud

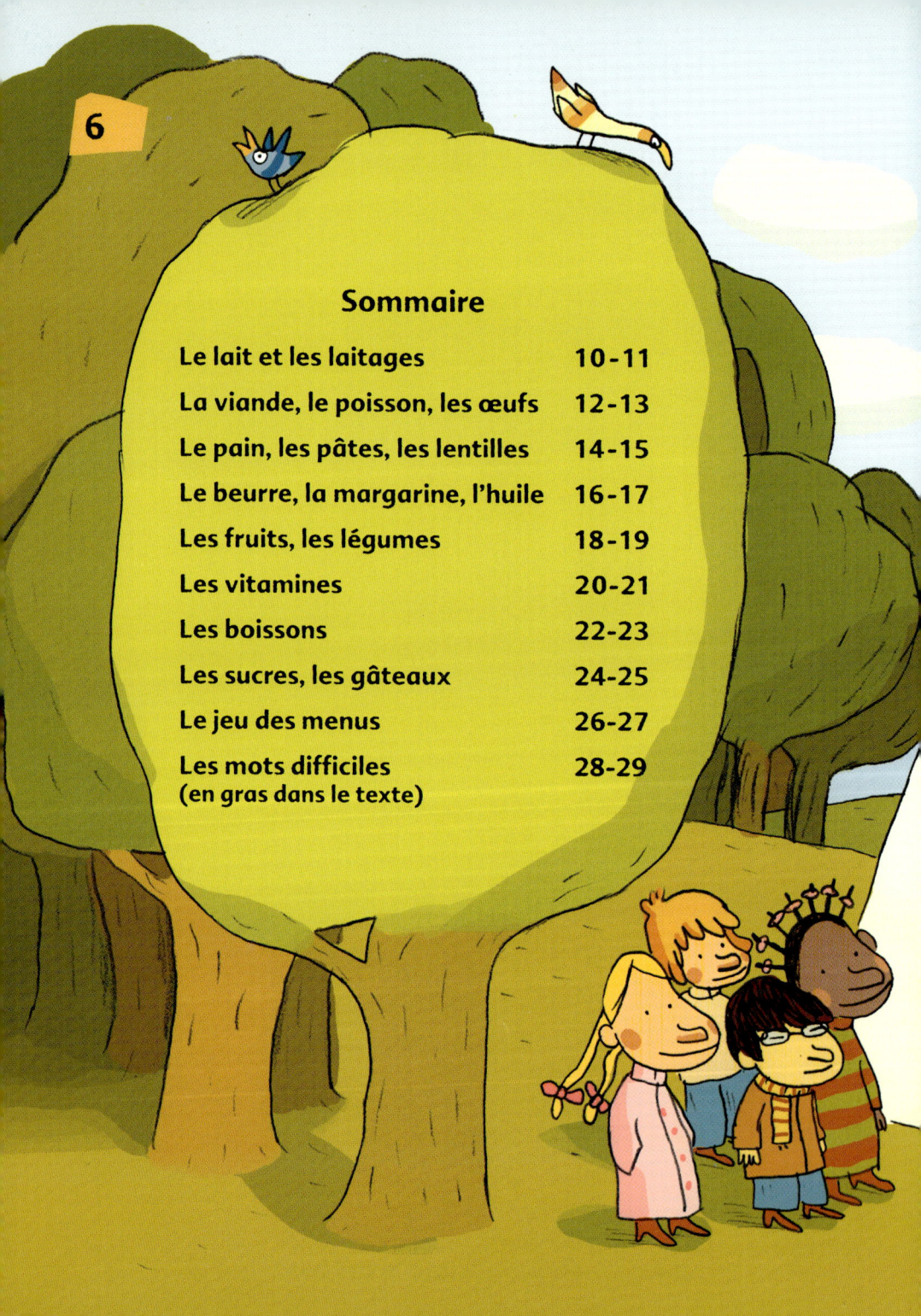

Sommaire

Le lait et les laitages	10-11
La viande, le poisson, les œufs	12-13
Le pain, les pâtes, les lentilles	14-15
Le beurre, la margarine, l'huile	16-17
Les fruits, les légumes	18-19
Les vitamines	20-21
Les boissons	22-23
Les sucres, les gâteaux	24-25
Le jeu des menus	26-27
Les mots difficiles (en gras dans le texte)	28-29

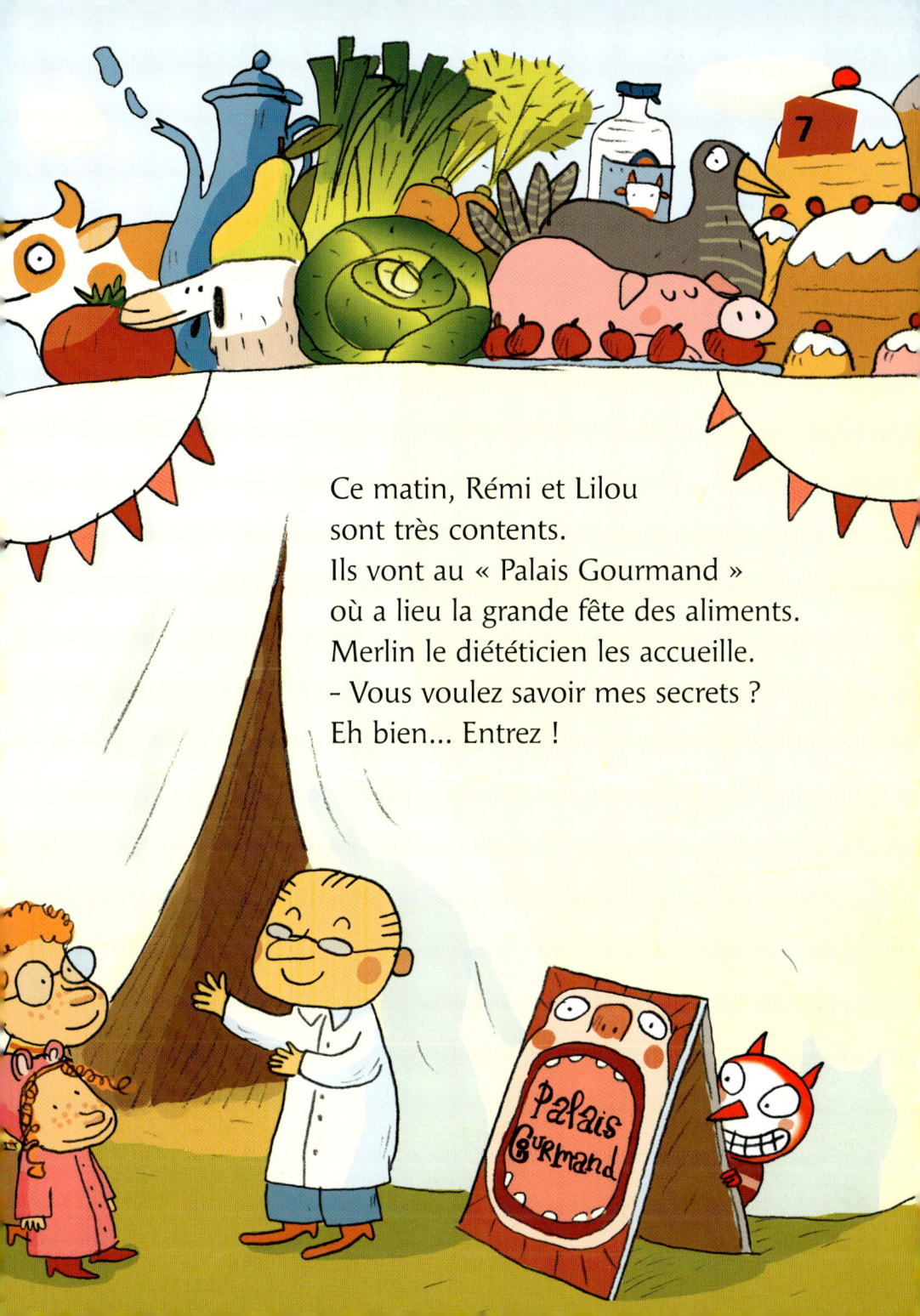

Ce matin, Rémi et Lilou
sont très contents.
Ils vont au « Palais Gourmand »
où a lieu la grande fête des aliments.
Merlin le diététicien les accueille.
- Vous voulez savoir mes secrets ?
Eh bien... Entrez !

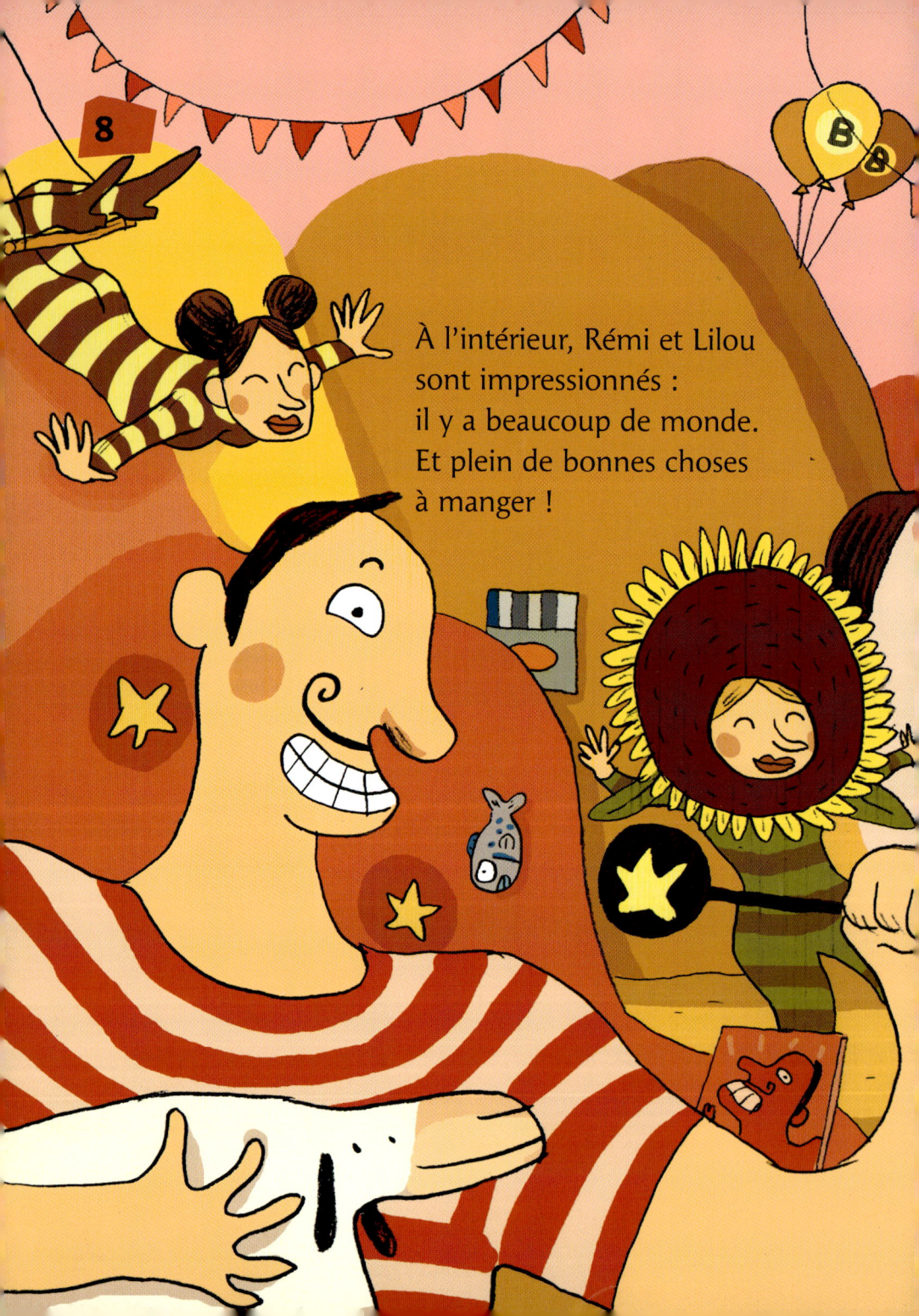

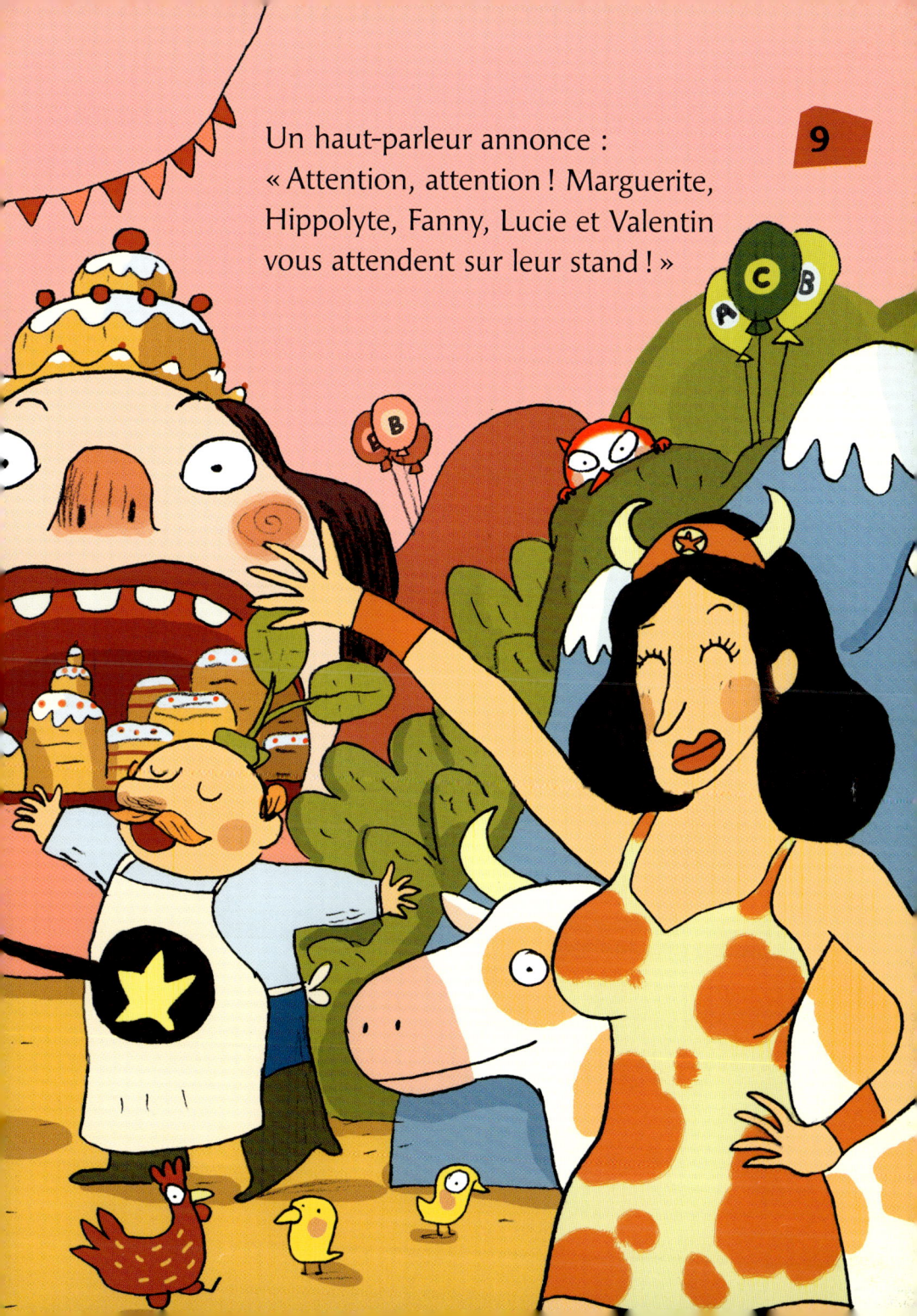

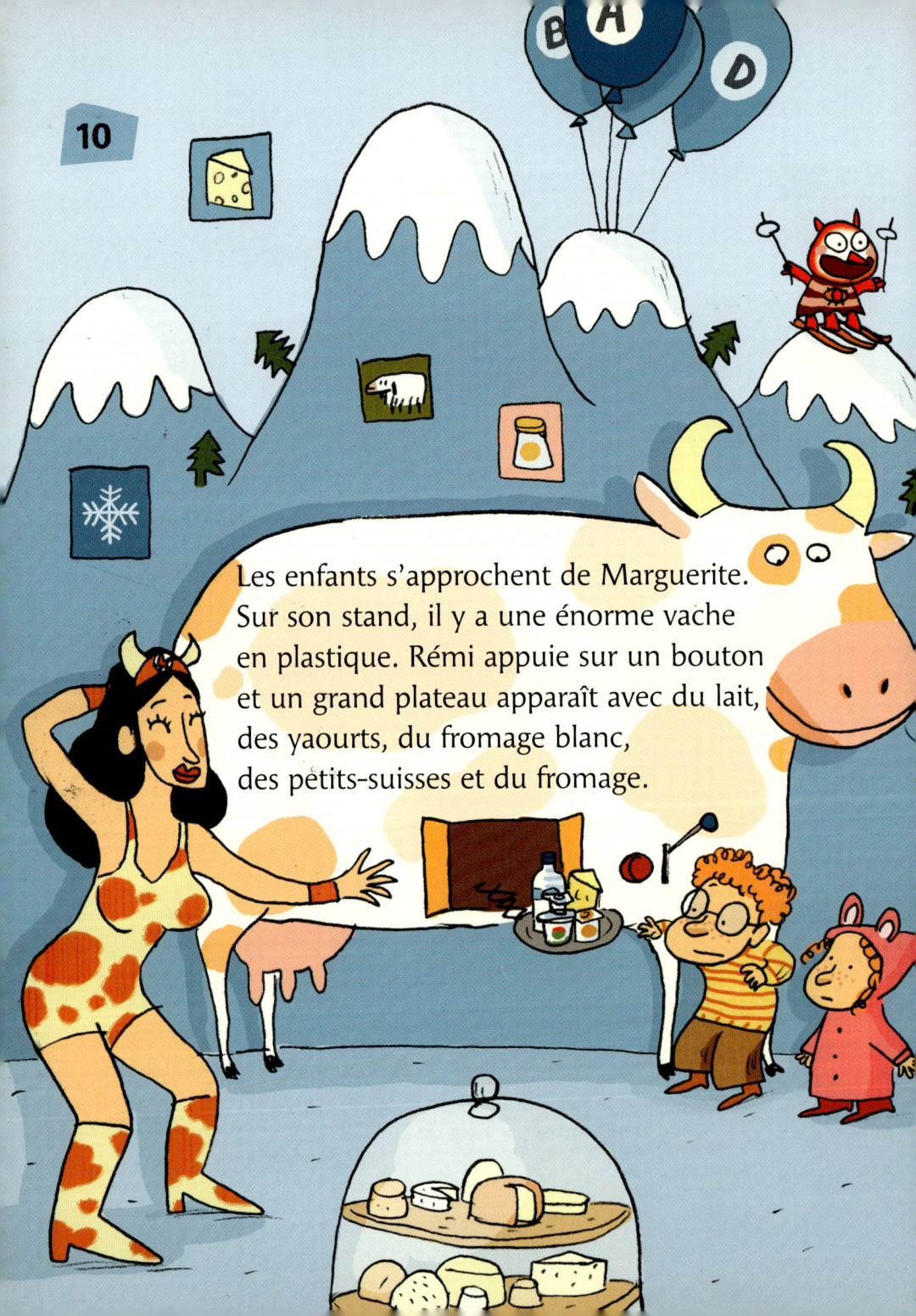

Le lait et les laitages

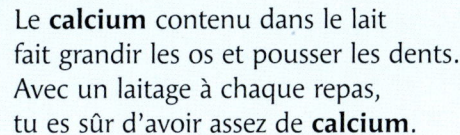

Le **calcium** contenu dans le lait fait grandir les os et pousser les dents. Avec un laitage à chaque repas, tu es sûr d'avoir assez de **calcium**.

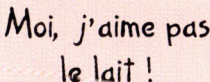

Moi, j'aime pas le lait !

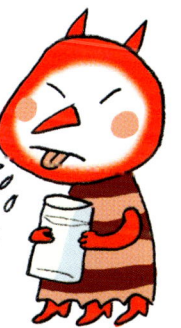

Tu peux remplacer le lait par tous les produits faits à partir du lait.

Sur un mur de ta chambre, demande à un adulte d'accrocher une toise et amuse-toi à te mesurer régulièrement.

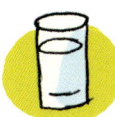 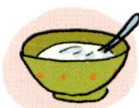 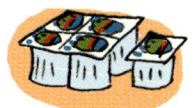 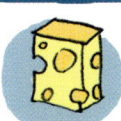

1 verre de lait = 1 petit bol de fromage blanc
= 5 petits-suisses = 15 g de gruyère

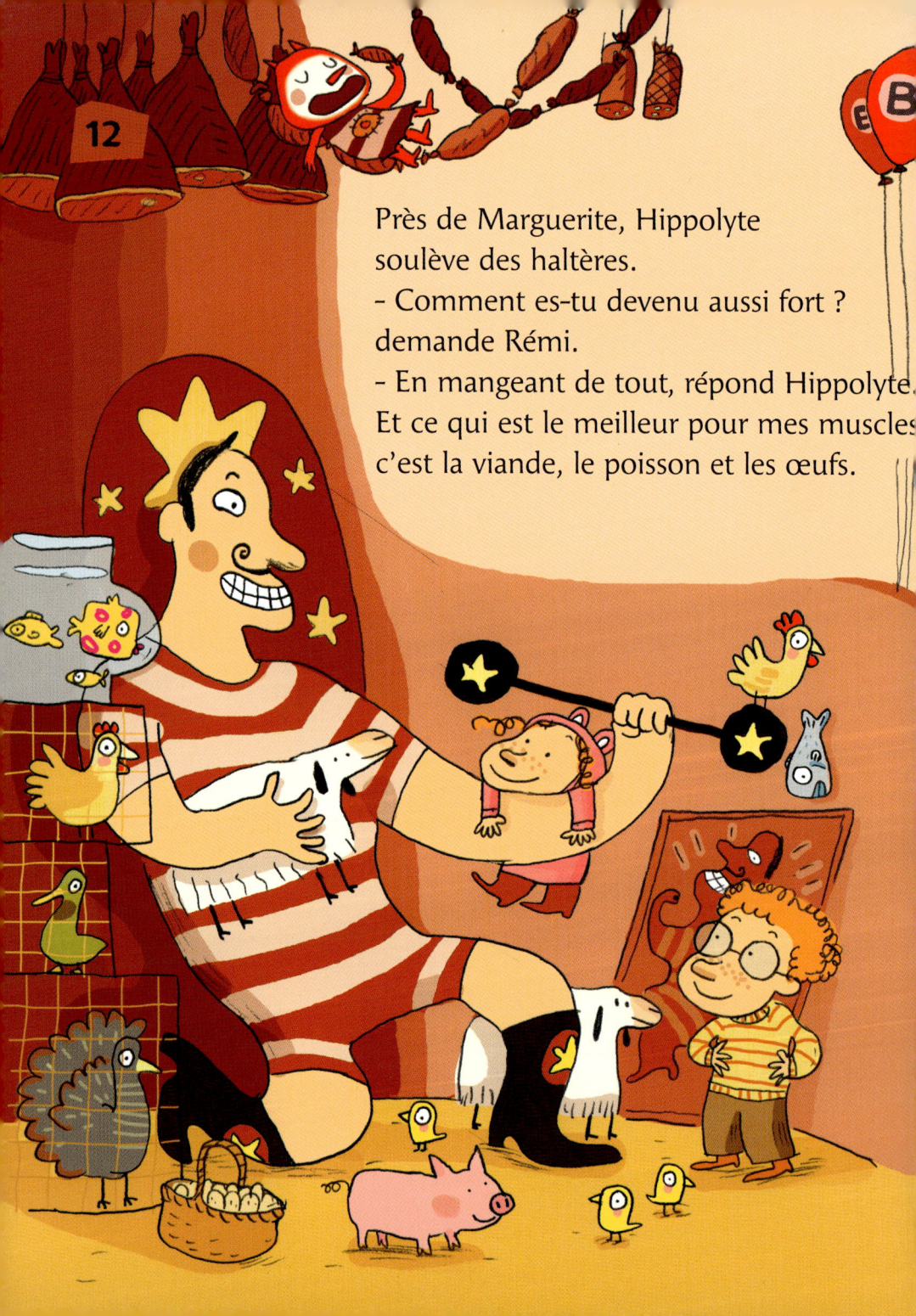

Près de Marguerite, Hippolyte soulève des haltères.
- Comment es-tu devenu aussi fort ? demande Rémi.
- En mangeant de tout, répond Hippolyte. Et ce qui est le meilleur pour mes muscles, c'est la viande, le poisson et les œufs.

La viande, le poisson, les œufs

Le corps se construit comme ce bonhomme. À la place des briquettes, il y a des **cellules** qui sont tellement petites qu'on ne les voit pas.

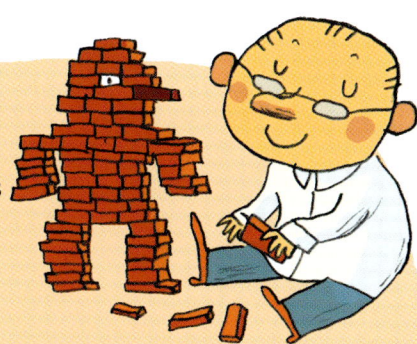

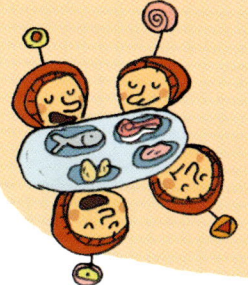

Pour se construire et pour grandir, les **cellules** ont besoin de matériaux, les **protéines**, apportées par la viande, le poisson ou les œufs. Il suffit de manger un de ces **aliments** une seule fois par jour.

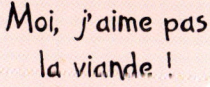

Moi, j'aime pas la viande !

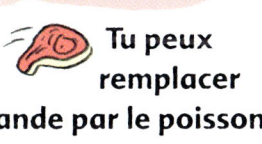

Tu peux remplacer **la viande par le poisson ou les œufs.**

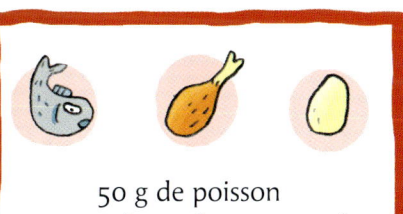

50 g de poisson = 50 g de poulet = un œuf

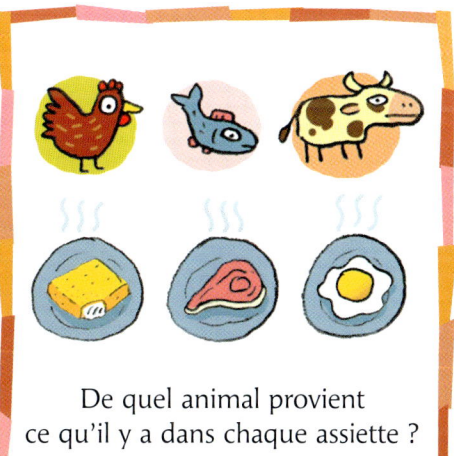

De quel animal provient ce qu'il y a dans chaque assiette ?

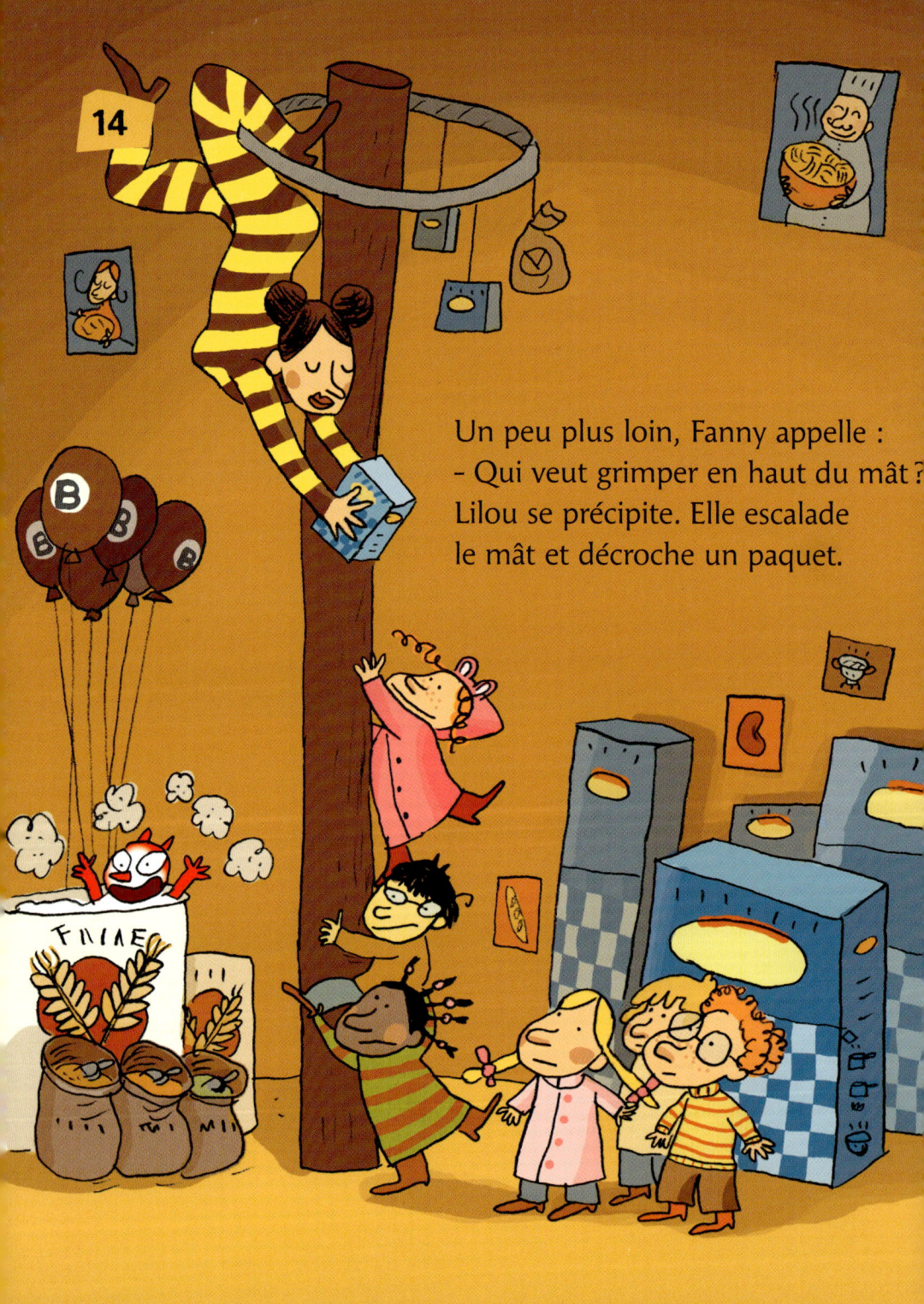

Un peu plus loin, Fanny appelle :
- Qui veut grimper en haut du mât ?
Lilou se précipite. Elle escalade
le mât et décroche un paquet.

Le pain, les pâtes, les lentilles

Les pâtes, le riz, les lentilles, le pain, les céréales ou les pommes de terre font partie de la famille des **féculents**.

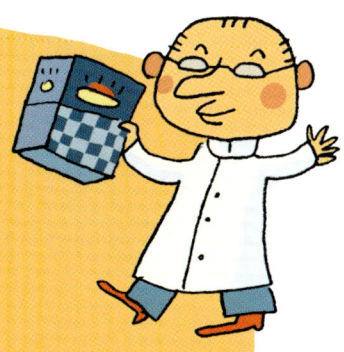

Les **féculents** apportent l'**énergie** qui permet de jouer, de courir, de sauter, de travailler ou même de dormir. Ils apportent aussi de précieuses protéines. Si tu en manges à chaque repas, tu es sûr d'être en forme toute la journée.

Rébus

Avec quoi fait-on le pain ou les pâtes ?

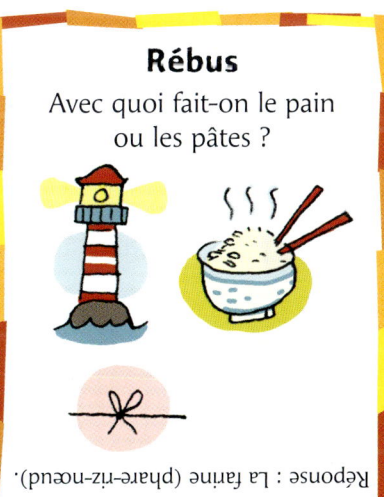

Réponse : La farine (phare-riz-nœud).

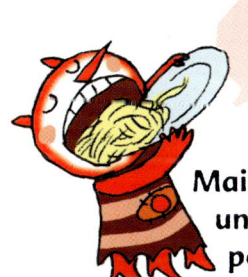

Moi, j'adore les pâtes !

Mais il faut laisser un peu de place pour le reste !

 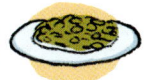

100 g de pommes de terre
= 100 g de riz cuit
= 100 g de lentilles

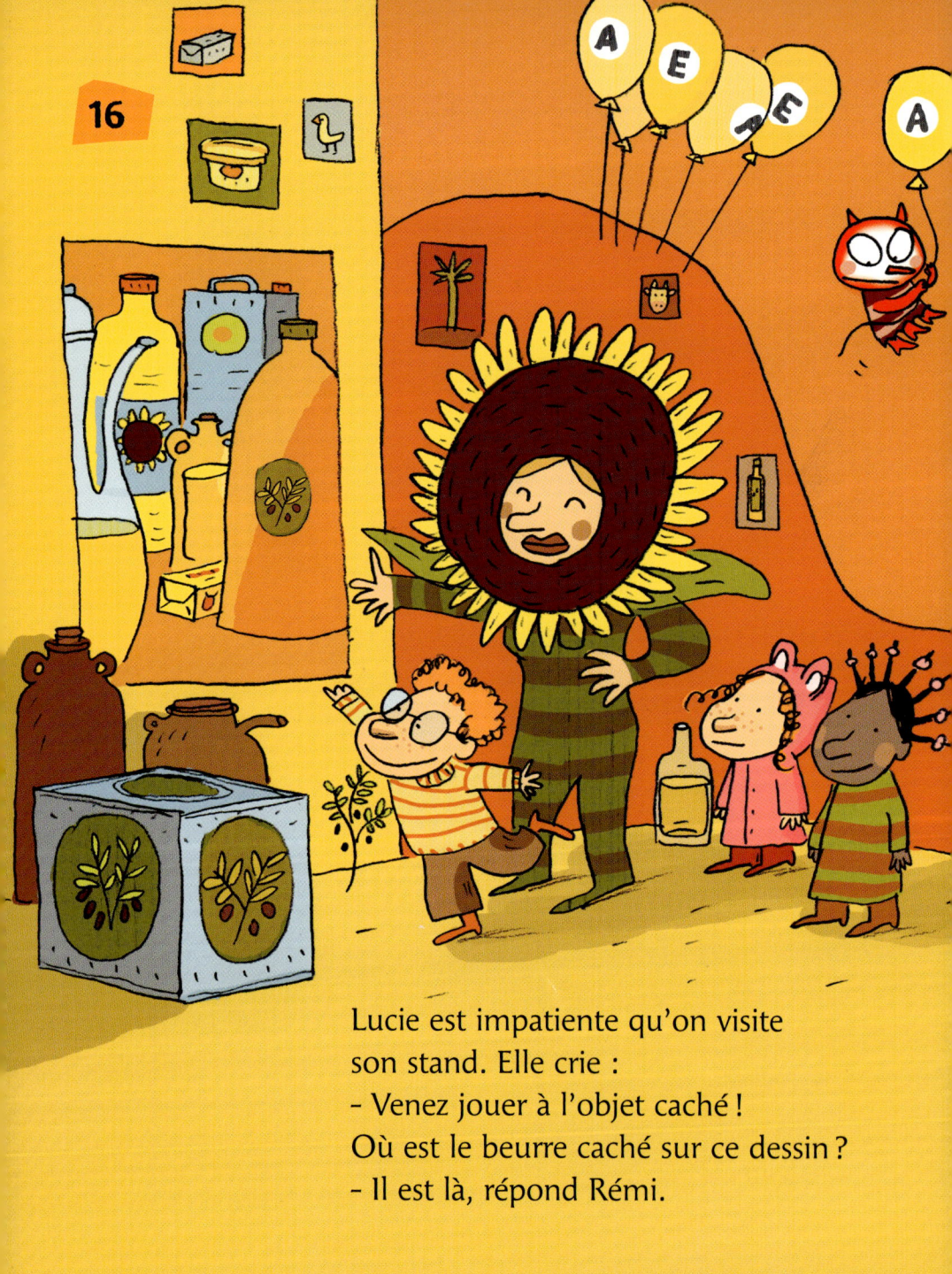

Lucie est impatiente qu'on visite son stand. Elle crie :
- Venez jouer à l'objet caché !
Où est le beurre caché sur ce dessin ?
- Il est là, répond Rémi.

Le beurre, la margarine, l'huile

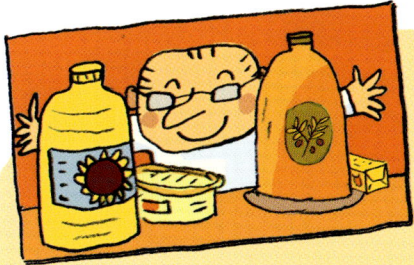

Le beurre, la margarine et l'huile font partie de la famille des graisses. Il y a aussi des graisses dans beaucoup d'autres aliments, mais on ne les voit pas.

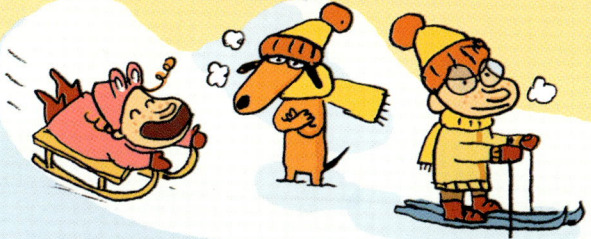

Les graisses permettent de faire des réserves d'**énergie**, qui aident à lutter contre le froid ou à faire un effort prolongé. Elles aident aussi le cerveau à bien se développer. Il faut en manger un peu à tous les repas.

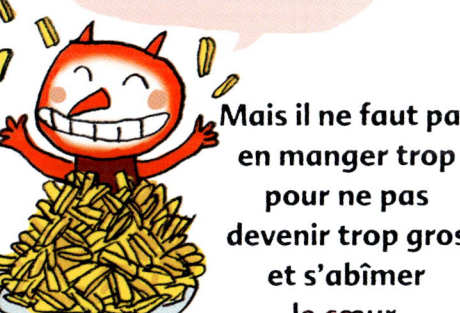

C'est bon, les frites !

Mais il ne faut pas en manger trop pour ne pas devenir trop gros et s'abîmer le cœur.

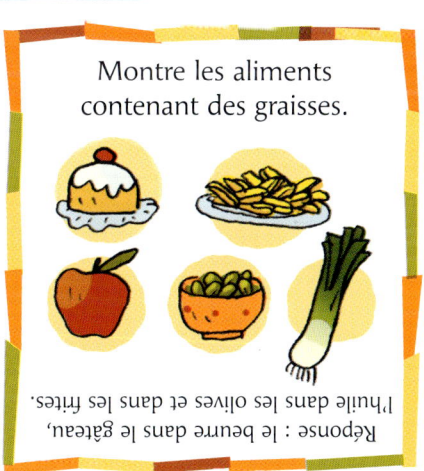

Montre les aliments contenant des graisses.

Réponse : le beurre dans le gâteau, l'huile dans les olives et dans les frites.

18 À côté, il y a le jardin de Valentin.
Il fait signe à Rémi et Lilou.
– Chut ! Écoutez mes petits légumes chanter !

Admirez nos belles couleurs,
Sentez nos bonnes odeurs,
Goûtez à nos délicieuses saveurs.
Pensez à nous à chaque repas,
Crus ou cuits, nous sommes extras !

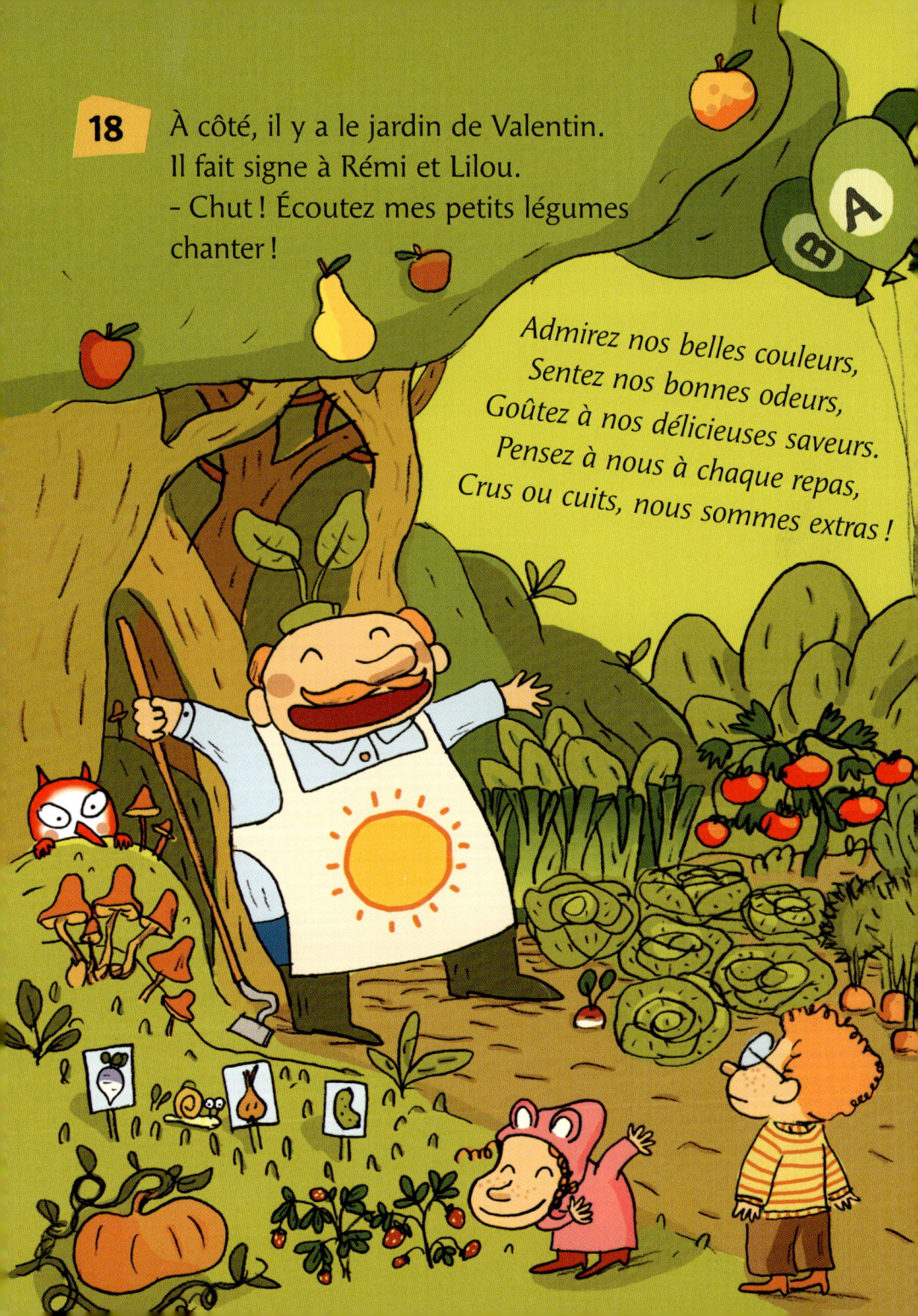

Les fruits, les légumes

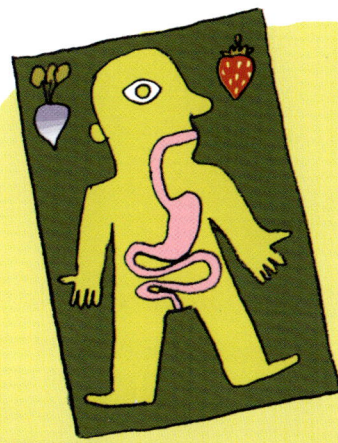

Les fruits et les légumes apportent au corps plein de bonnes choses : les **vitamines**, mais aussi les **fibres** qui aident les **aliments** à faire leur voyage dans le corps.

Si tu manges au moins un fruit ou un légume à chaque repas, tu fais le plein de certaines **vitamines**.

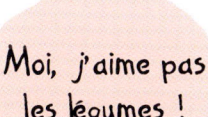

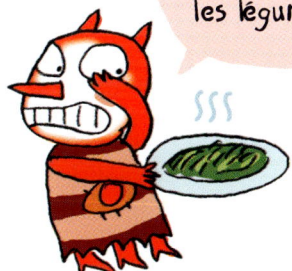

Moi, j'aime pas les légumes !

Tu peux remplacer les légumes par des fruits.

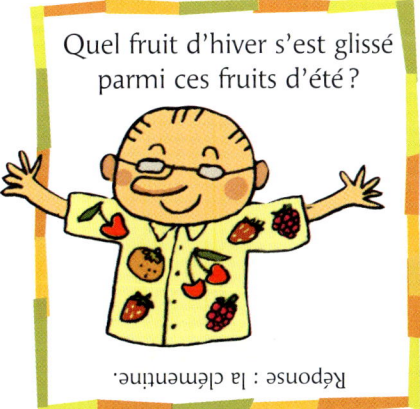

Quel fruit d'hiver s'est glissé parmi ces fruits d'été ?

Réponse : la clémentine.

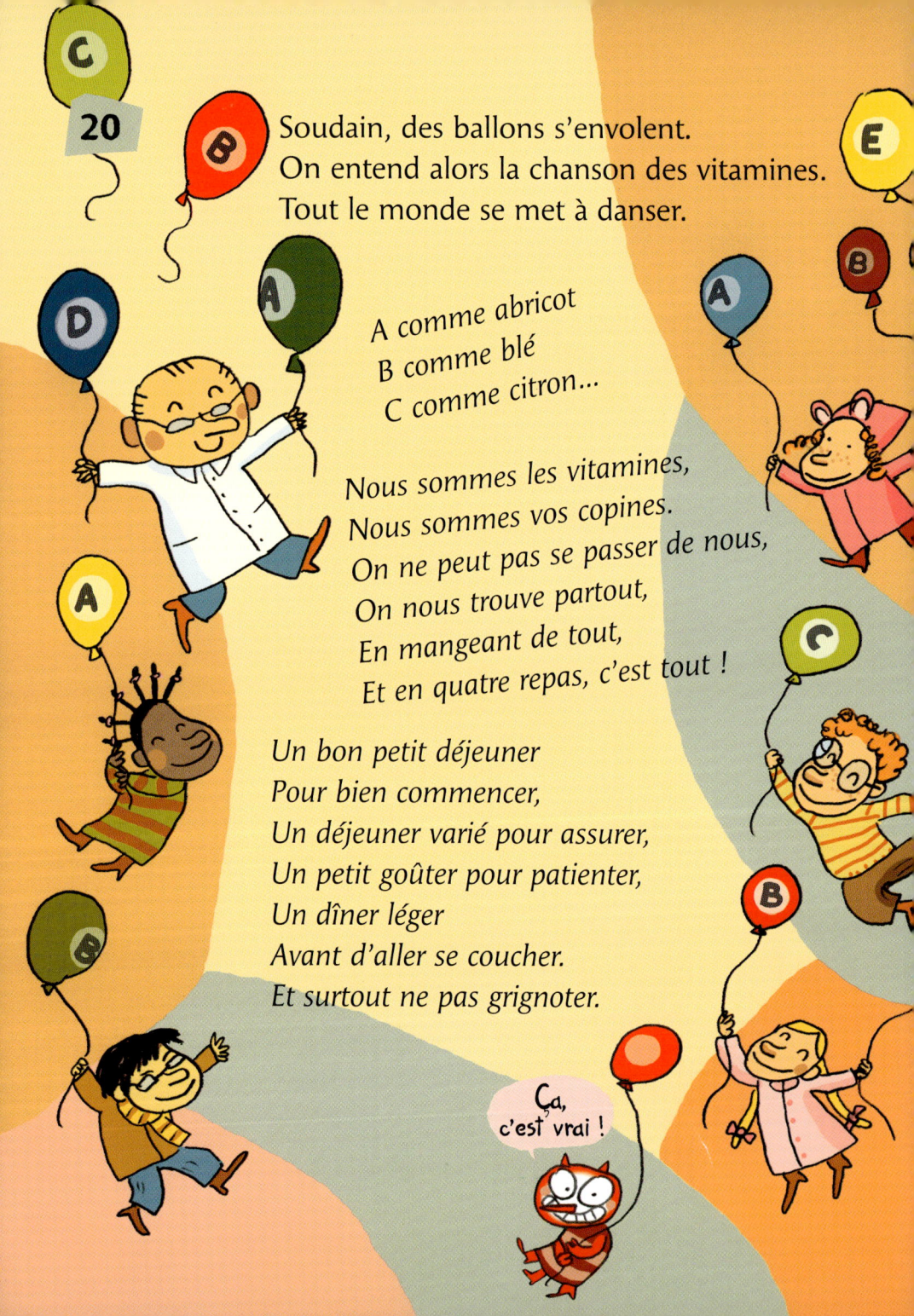

Soudain, des ballons s'envolent.
On entend alors la chanson des vitamines.
Tout le monde se met à danser.

A comme abricot
B comme blé
C comme citron...

Nous sommes les vitamines,
Nous sommes vos copines.
On ne peut pas se passer de nous,
On nous trouve partout,
En mangeant de tout,
Et en quatre repas, c'est tout !

Un bon petit déjeuner
Pour bien commencer,
Un déjeuner varié pour assurer,
Un petit goûter pour patienter,
Un dîner léger
Avant d'aller se coucher.
Et surtout ne pas grignoter.

Ça, c'est vrai !

Le jeu des vitamines

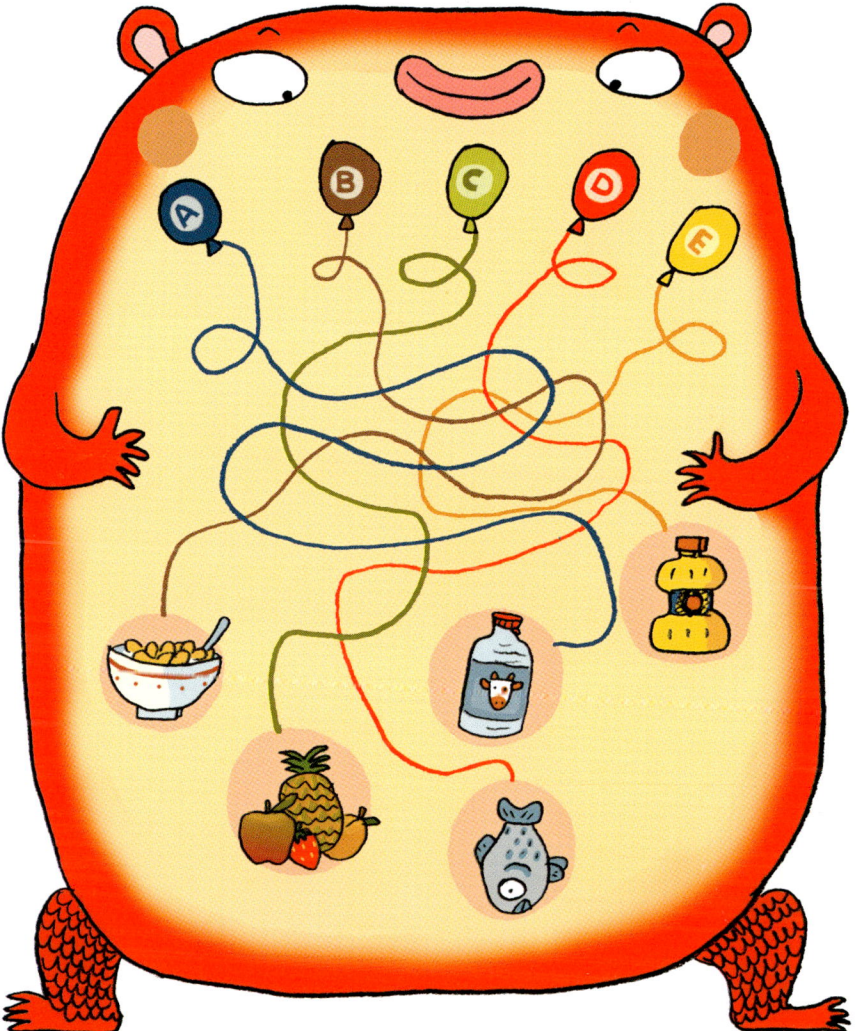

En suivant les fils emmêlés, découvre les **aliments**
qui contiennent ces **vitamines**.
Tu peux aussi retrouver les **vitamines** à chaque page sur les ballons.

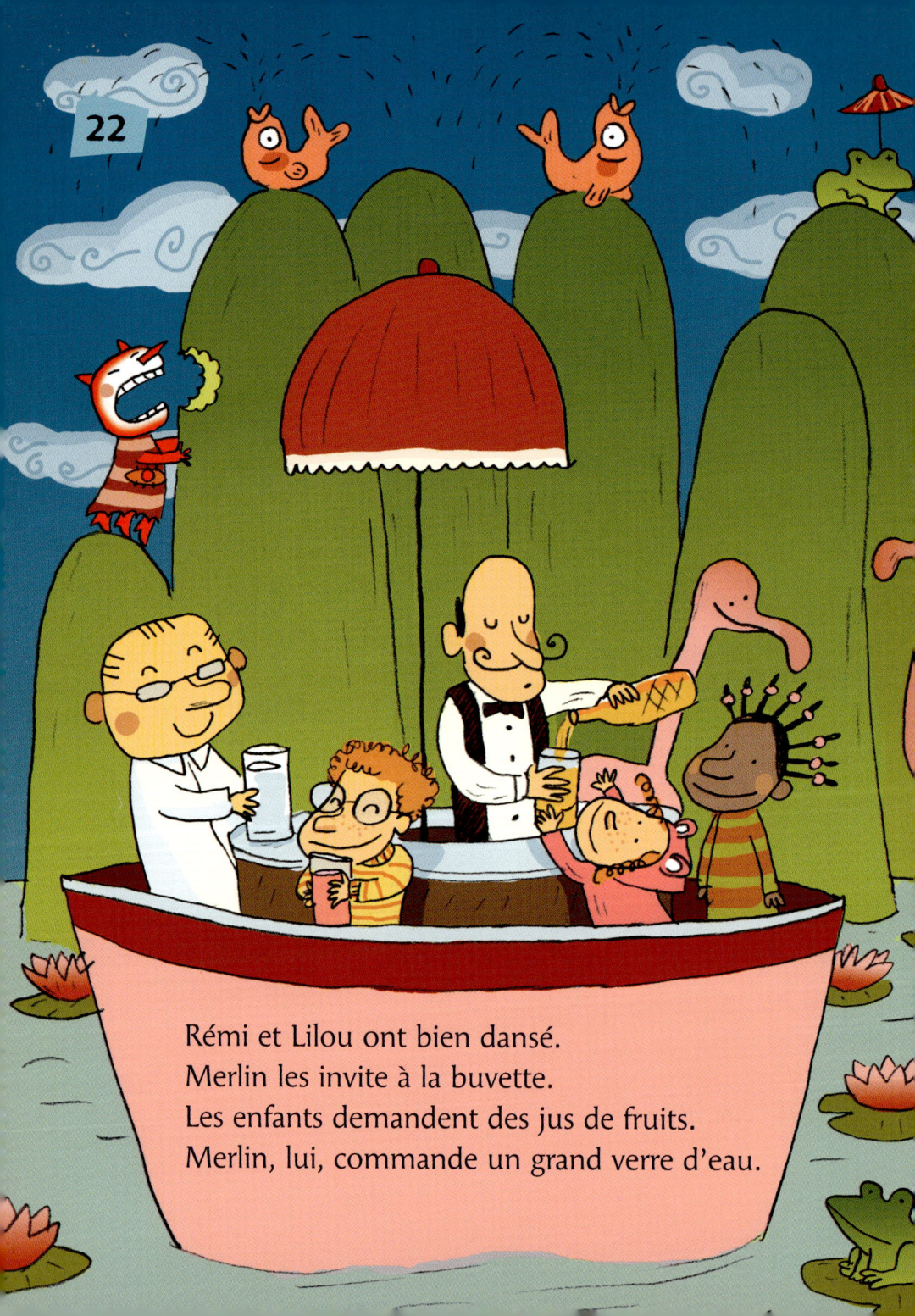

Rémi et Lilou ont bien dansé.
Merlin les invite à la buvette.
Les enfants demandent des jus de fruits.
Merlin, lui, commande un grand verre d'eau.

Les boissons

Notre corps contient beaucoup d'eau.
Pour vivre, on en utilise tout le temps.
Il faut donc la renouveler souvent.

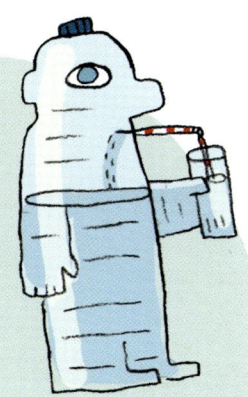

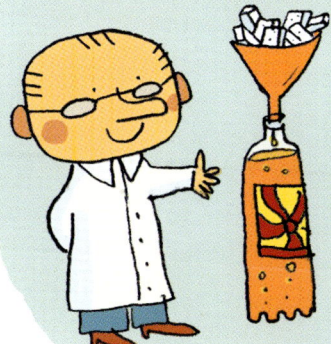

Les sirops, les sodas et les autres boissons sucrées sont faits avec du sucre. On peut en boire, mais un peu seulement.

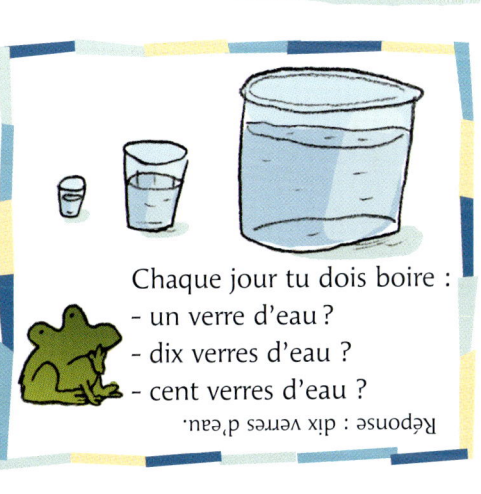

Chaque jour tu dois boire :
- un verre d'eau ?
- dix verres d'eau ?
- cent verres d'eau ?

Réponse : dix verres d'eau.

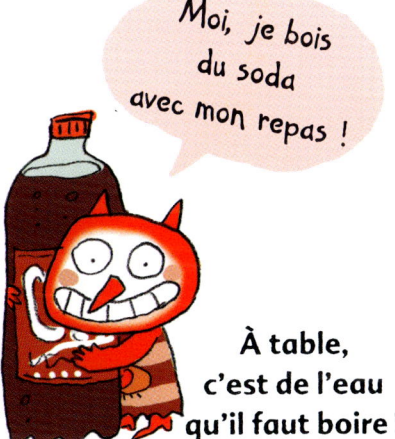

Moi, je bois du soda avec mon repas !

À table, c'est de l'eau qu'il faut boire !

24 — Avant de partir, dit Merlin, vous pouvez passer au Palais sucré et choisir un gâteau ou des bonbons à emporter...
Rémi choisit une barbe à papa et Lilou une glace.
Quelle bonne journée !

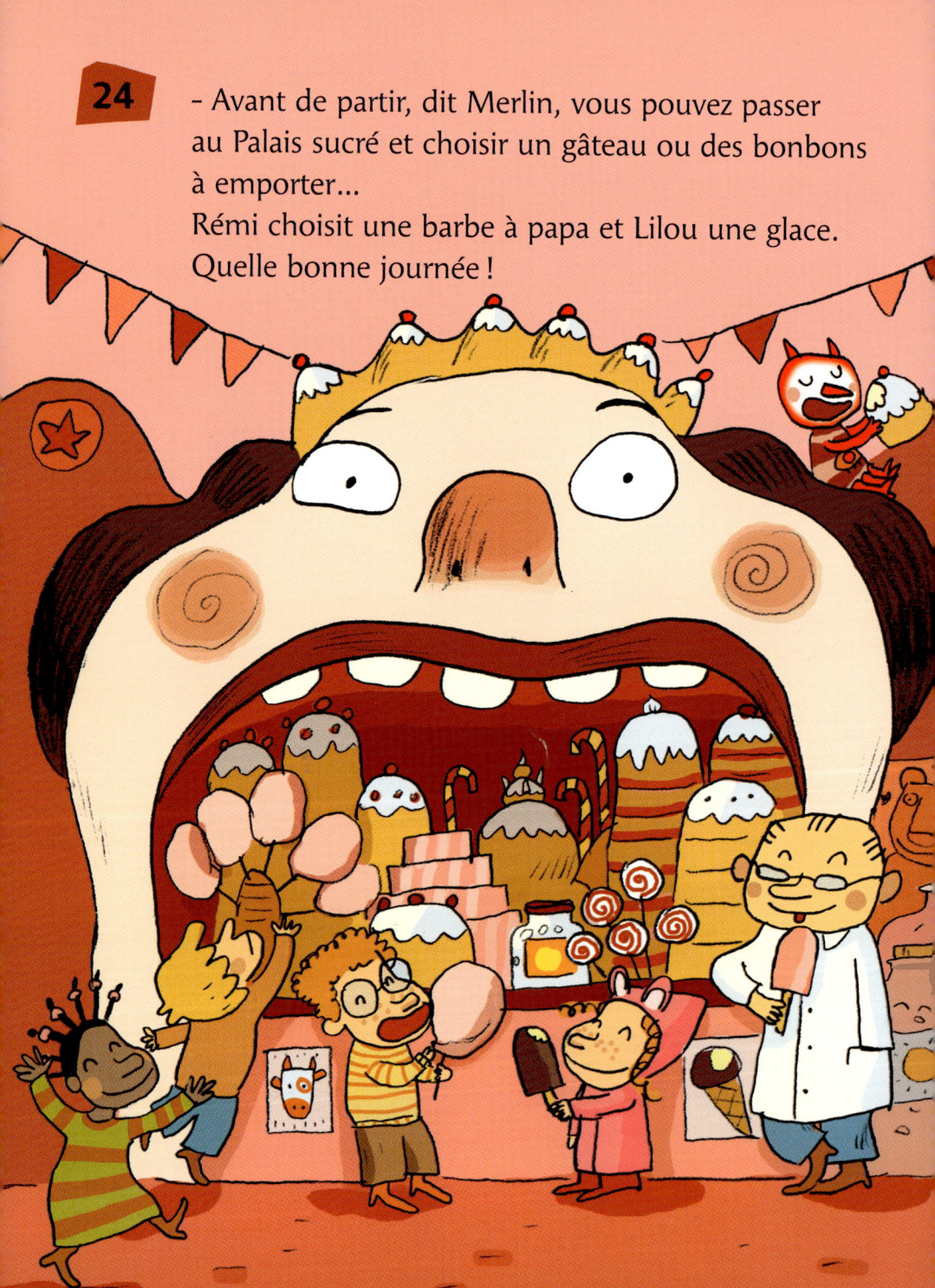

Les sucres, les gâteaux

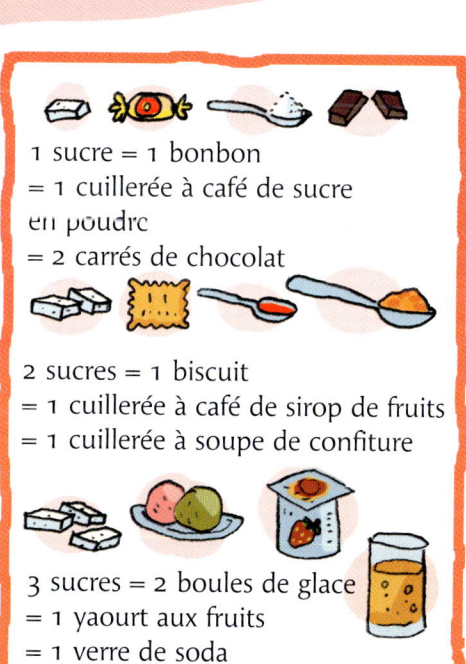

On appelle sucreries le sucre et tous les **aliments** qui en contiennent : les bonbons, les gâteaux, le chocolat, le miel et la confiture, les boissons sucrées... On n'en a pas vraiment besoin, elles font surtout plaisir.

Si tu manges trop de sucreries, tu n'as plus faim pour le reste. Essaie de ne pas manger plus de l'équivalent de 7 à 8 morceaux de sucre par jour.

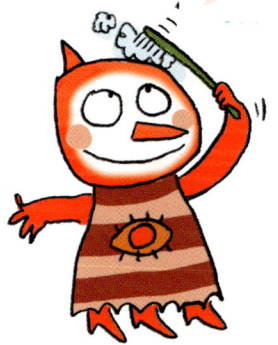

Moi, j'adore les gâteaux !

Mais le sucre abîme les dents. N'oublie pas de les brosser !

1 sucre = 1 bonbon
= 1 cuillerée à café de sucre en poudre
= 2 carrés de chocolat

2 sucres = 1 biscuit
= 1 cuillerée à café de sirop de fruits
= 1 cuillerée à soupe de confiture

3 sucres = 2 boules de glace
= 1 yaourt aux fruits
= 1 verre de soda

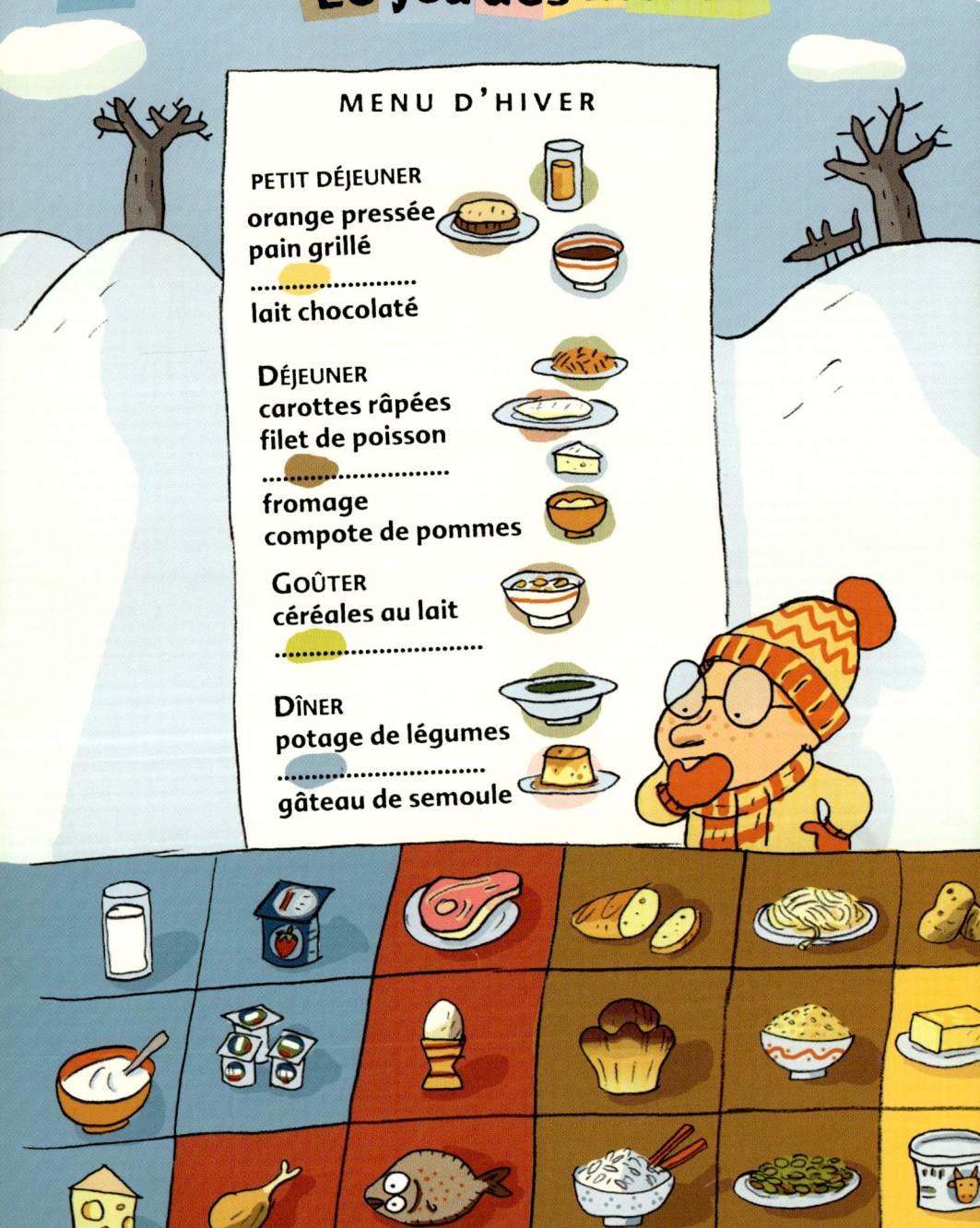

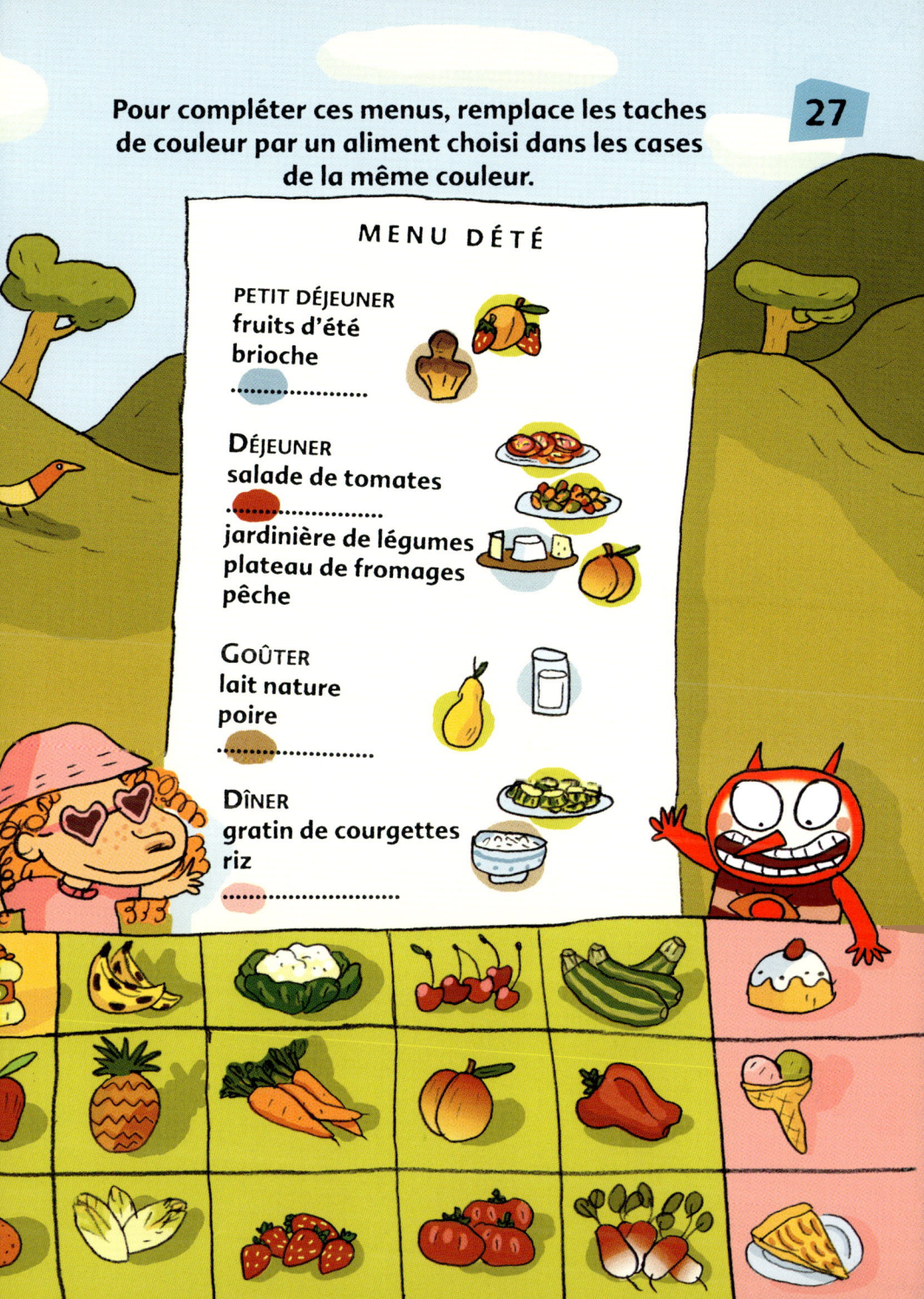

Les mots difficiles

Les mots en gras dans le texte sont expliqués ici.

Aliment
Ce que tu manges.

Calcium
Tes os et tes dents sont surtout formés de calcium. On le trouve aussi dans la nature sous forme de pierre blanche, le calcaire.

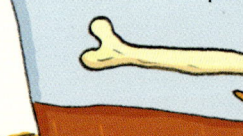

Diététicien
Personne qui a étudié ce que l'on doit manger pour être en bonne santé. Quand c'est un homme, on l'appelle un diététicien ; quand c'est une femme, une diététicienne.

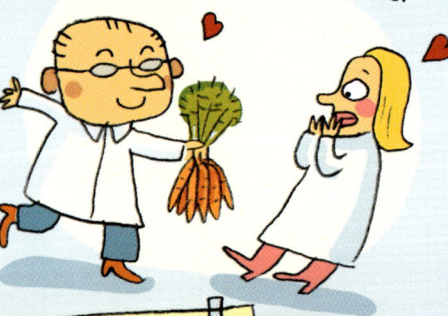

Cellule
La plus petite partie vivante du corps, invisible à l'œil nu. Ton corps est formé de milliards de cellules.

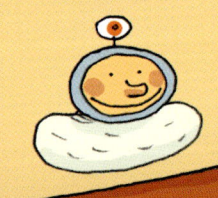

Énergie
Comme l'essence fournit de l'énergie à la voiture pour rouler, les aliments fournissent de l'énergie à ton corps pour le faire vivre.

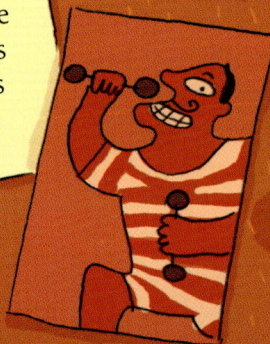
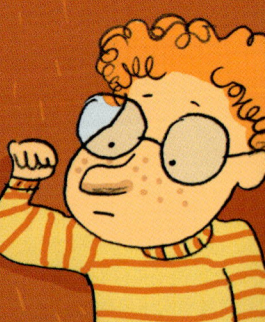

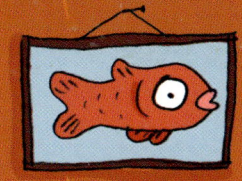

Féculent
Aliment composé essentiellement de farine, appelée aussi fécule.

Fibres
Éléments essentiels des fruits et des légumes. Ce sont comme des petits balais qui font glisser les aliments pendant leur voyage dans le corps et facilitent la digestion.

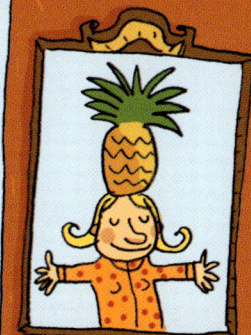

Palais
Partie de la bouche située au-dessus de la langue.

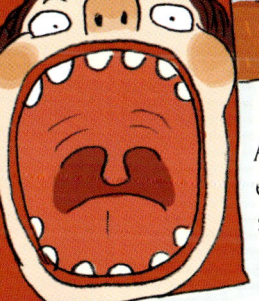

Protéines
Un des composants principaux des cellules de ton corps.

Vitamines
Apportées par les aliments en petite quantité, les vitamines sont indispensables à ton corps pour vivre et se construire. On les désigne par des lettres. Elles ont toutes des rôles différents.

NC